백 세까지 건강한 뇌, 백 문제로 치매 예방

100세 100문
언어 강화 두뇌 훈련

표지 이미지 Designed by Freepik

백 세까지 건강한 뇌, 백 문제로 치매 예방

100세 100문
언어 강화 두뇌 훈련

WG Contents Group 지음

북핀

추천사

뇌 건강의 중요성은 나이나 시기의 문제가 아닙니다. 한창 왕성한 사회활동을 하는 50대, 60대부터 혹시나 하며 치매를 걱정하는 나이의 어르신까지, 그리고 그분들을 챙기는 가족분들과 지역사회의 관련 종사자분들까지 우리 모두가 관심을 가져야 할 문제입니다.

100세 시대를 넘어 120세 시대까지 준비해야 한다는 말이 나오는 요즘에 가장 중요하게 떠오른 것 또한 뇌 건강입니다. 단순히 오래 사는 것이 아니라 건강하게 살기 위해서는 두뇌 운동을 게을리해서는 안 됩니다. 몸 건강을 위해 여러 가지 영양제를 챙겨 먹고 운동도 하는 것처럼 두뇌를 건강하게 만들기 위한 두뇌 운동을 꼭 해야 하고, 그중에서 가장 좋은 두뇌 운동은 매일 짧은 시간이라도 꾸준하게 뇌를 활성화시키는 것입니다.

<100세 100문 언어강화 두뇌훈련>은 여러 인지 영역 중 특히 언어 인지 능력 강화에 중점을 둔 책입니다. 단어를 떠올리는 것에서부터 문장을 소리내어 말하고 써 보는 다양한 언어 활동을 통해 경도인지장애와 치매를 예방할 수 있습니다. 가정의 어르신뿐만 아니라 지역사회의 여러 돌봄 기관의 학습지로서도 큰 도움이 될 책입니다.

이 책을 통해 우리 사회 모두가 뇌 건강의 중요성을 인식하고 서로서로 챙기고 살피는 계기가 되면 좋겠습니다.

사회복지사 정남희

언어 강화에 도움이 되는 20가지 유형의 퀴즈 100문제

문제 유형	문제 번호				
뒤섞인 글자 바로 쓰기	1	21	41	61	81
공통 첫음절 찾기	2	22	42	62	82
속담 완성하기	3	23	43	63	83
네 글자 단어 만들기	4	24	44	64	84
같은 글자 찾기	5	25	45	65	85
반의어 연결하기	6	26	46	66	86
다른 낱말 찾기	7	27	47	67	87
같은 종류 고르기	8	28	48	68	88
난센스 수수께끼	9	29	49	69	89
옛시조 따라 쓰기	10	30	50	70	90
공통으로 들어갈 글자 찾기	11	31	51	71	91
세 글자 단어 끝말잇기	12	32	52	72	92
가로세로 낱말 찾기	13	33	53	73	93
자음·모음 조합해서 단어 만들기	14	34	54	74	94
다섯 고개 단어 맞히기	15	35	55	75	95
사자성어 완성하기	16	36	56	76	96
숨은 단어 찾기	17	37	57	77	97
단어 연상해서 쓰기	18	38	58	78	98
초성으로 단어 연상하기	19	39	59	79	99
건강 정보 따라 쓰기	20	40	60	80	100

1

뒤섞인 글자 바로 쓰기

날짜:　　　년　월　일　요일　　　이름:

순서가 뒤섞인 글자를 바르게 써 주세요.

니 모 카 하 → ☐☐☐☐

면 빔 냉 비 → ☐☐☐☐

리 터 헬 콥 → ☐☐☐☐

몬 이 드 다 아 → ☐☐☐☐☐

소 진 공 청 기 → ☐☐☐☐☐

2 공통 첫음절 찾기

날짜: 년   월   일   요일   이름:

공통으로 들어갈 첫음절 글자를 적어 보세요.

	등
	비탈
	매기

	토
	찰청
	정고시

	등어
	추장
	구려

	경선
	세청
	무총리

3
속담 완성하기

날짜:　　년　월　일　요일　　이름:

빈칸을 채워 속담을 완성하세요.

1. ☐☐ 가 길면 밟힌다

2. 작은 ☐☐ 가 맵다

3. 지성이면 ☐☐ 이다

4. 소 잃고 ☐☐☐ 고친다

4
네 글자 단어 만들기

날짜: 년   월   일   요일   이름:

주어진 글자를 조합하여 네 글자 단어를 만들어 보세요.

미풍	보릿	인사	신토
말괄	게르	불이	고개
불성	양속	량이	마늄

_____   _____

_____   _____

_____   _____

5
같은 글자 찾기

날짜:　　　년　월　일　요일　　이름:

주어진 글자와 같은 글자를 찾아 보세요. (3개)

값

갊	갃	걺	갃	긁	갏
긁	값	갋	굶	걺	겨
갛	겨	긁	갃	갋	갃
걺	값	걺	긁	값	곪
갃	값	굶	갋	갛	갛
갊	긁	곪	갃	걺	곪

6

반의어 연결하기

날짜:　　년　월　일　요일　　이름:

반대말끼리 짝지어 연결해 보세요.

시작 •	• 패배
진실 •	• 오른쪽
행복 •	• 끝
승리 •	• 불행
왼쪽 •	• 거짓

7 다른 낱말 찾기

날짜: 년 월 일 요일   이름:

다른 보기와 관련이 없는 낱말을 찾아주세요.

1. ①한국어   ②일본어   ③라틴어   ④다랑어   ⑤중국어

2. ①야구   ②축구   ③절구   ④농구   ⑤배구

3. ①이비인후과   ②안과   ③치과   ④피부과   ⑤풋사과

4. ①한식   ②중식   ③추석   ④설날   ⑤단오

5. ①기둥   ②천둥   ③우박   ④소나기   ⑤번개

8 같은 종류 고르기

날짜: 년 월 일 요일   이름:

띠를 나타내는 12가지 동물을 모두 고르세요. (12개)

염소	쥐	사자	낙타	토끼
닭	너구리	소	고양이	기린
호랑이	곰	돼지	여우	용
늑대	개	하마	뱀	원숭이
말	코끼리	표범	양	사슴

9 난센스 수수께끼

날짜: 년 월 일 요일   이름:

재밌는 수수께끼를 풀어 보세요.

1. 오이가 무를 치면?
   (초성힌트: ㅇㅇㅁㅊ)

2. 동물 중에서 가장 비싼 동물은?
   (초성힌트: ㅂㅈ)

3. 세상에서 가장 돈이 많은 나무는?
   (초성힌트: ㅇㅎㄴㅁ)

4. 소금을 죽이면? (초성힌트: ㅈㅇ)

10 옛시조 따라 쓰기

날짜:　　　년　월　일　요일　　이름:

옛시조를 소리내어 읽으면서 따라 써보세요.

제목: 청산은 나를 보고　　　지은이: 나옹선사

청	산	은		나	를		보	고
말	없	이		살	라	하	고	
창	공	은		나	를		보	고
티		없	이		살	라	하	네
욕	심	도		벗	어	놓	고	
성	냄	도		벗	어	놓	고	
물	같	이		바	람	같	이	
살	다	가		가	라	하	네	

11

공통으로 들어갈 글자 찾기

날짜:　　　　년　월　일　요일　　이름:

빈 곳에 공통으로 들어갈 글자를 적어 주세요.

자
- 발○국
- ○전거
- 이부○리

- 군○품
- ○험생
- 옥○○

- 각○제
- ○탄절
- 인공위○

- 새○슴
- ○마솥
- 대중○요

12
세 글자 단어 끝말잇기

날짜: 년   월   일   요일   이름:

끝말잇기에서 빠진 낱말을 넣어 보세요.

| 두더지 | | 실로폰 |

| 지우개 | | 리무진 |

| 냉장고 | | 신바람 |

| 풋고추 | | 탕비실 |

13

가로세로 낱말 찾기

날짜: 년 월 일 요일   이름:

[보기]의 글자를 넣어 낱말 퍼즐을 완성하세요.

보기: 년 백 점 마

			차
백	발	중	
		화	
해		심	
로			

자음·모음 조합해서 단어 만들기

날짜: 년 월 일 요일   이름:

분리된 자음, 모음을 조합해서 단어를 만들어 보세요. (힌트: 나라 이름)

ㄱ, ㅜ, ㅈ, ㄱ, ㅇ, ㅜ	
ㄷ, ㅣ, ㄱ, ㅇ, ㅗ, ㄹ	
ㄴ, ㅔ, ㅡ, ㅌ, ㅂ, ㅁ, ㅏ	
ㅍ, ㅏ, ㄹ, ㅇ, ㅡ, ㅡ, ㅅ	

15

다섯 고개 단어 맞히기

날짜:　　년　월　일　요일　　이름:

다음 설명에 맞는 정답을 적어 보세요.

1. 이것은 전자제품입니다.

2. 세워 놓는 것도 있고 벽에 다는 것도 있어요.

3. 전기요금에 주의해야 해요.

4. 실내 온도, 습도를 조절해요.

5. 주로 여름철에 많이 씁니다.

정답: _____

16
사자성어 완성하기

날짜: 년   월   일   요일   이름:

[보기]에서 글자를 찾아 사자성어를 완성하세요.

보기
일 골 온 득 ~~객~~ 고 지 난 양 신 망 거

① 뼈에 깊이 새겨져 잊히지 않음

| 각 | | | |

② 옛것을 익히고 새것을 배운다

| | | | |

③ 한 번의 행동으로 두 가지 이익을 얻는 것

| | | | |

17 숨은 단어 찾기

날짜: 년   월   일   요일   이름:

가로, 세로로 숨겨진 단어 5개를 찾아보세요.
(힌트: 과일 이름)

복	카	수	참	포	바
숭	멜	론	후	도	나
하	류	대	박	천	너
자	두	파	인	어	외
키	피	위	석	딸	기
가	오	렌	지	강	향

18
단어 연상해서 쓰기

날짜:　　　년　월　일　요일　　이름:

[도움 글자]를 참고하여 주어진 초성에 맞는 단어를 적어 보세요.

| ㅇ | ㅅ |

도움 글자
어 우 아 이 요 오 인 익
사 삼 산 심 성 쇄 소 수

인사

19

초성으로 단어 연상하기

날짜: 년   월   일   요일   이름:

주어진 초성을 보고 제시된 주제와 관련한 단어를 연상해 보세요.

색깔	
ㅃㄱ	빨강
ㅍㄹ	
ㅂㄹ	
ㄴㄹ	
ㅈㅎ	
ㅇㄷ	

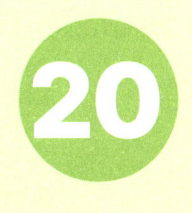

건강 정보 따라 쓰기

날짜: 년 월 일 요일   이름:

건강 정보를 읽으면서 따라 써 보세요.

◇ 봄철 건강 관리 ◇

1. 맑은 날에도 겹겹이 옷을 입어 찬 바람에 대비하기

2. 규칙적으로 물을 마시고 비타민 C가 풍부한 과일 먹기

3. 꽃가루와 미세먼지를 주의하고 외출 시에는 마스크 착용하기

4. 가벼운 산책과 스트레칭하기

21 뒤섞인 글자 바로 쓰기

날짜: 년 월 일 요일 **이름:**

순서가 뒤섞인 글자를 바르게 써 주세요.

겹 삼 생 살 →　☐☐☐☐

기 루 호 라 →　☐☐☐☐

랜 뉴 질 드 →　☐☐☐☐

용 봉 재 투 활 →　☐☐☐☐☐

뎅 장 수 이 풍 →　☐☐☐☐☐

공통 첫음절 찾기

날짜: 　년　월　일　요일　　**이름:**

공통으로 들어갈 첫음절 글자를 적어 보세요.

	하산
	엽
	동강

	동자
	래방
	란색

	무지
	백질
	풍잎

	장
	안지
	례품

23
속담 완성하기

날짜:　　　년　월　일　요일　　이름:

빈칸을 채워 속담을 완성하세요.

1. ☐ 없는 말이 ☐☐ 간다

2. ☐☐ 도둑이 ☐☐☐ 된다

3. ☐☐☐ 도 밟으면 꿈틀한다

4. 아니 땐 ☐☐ 에 ☐☐ 나랴

24

네 글자 단어 만들기

날짜:　　　년　월　일　요일　　이름:

주어진 글자를 조합하여 네 글자 단어를 만들어 보세요.

처가	퇴직	괘종	장갑
꼭질	고무	모범	정년
살이	택시	시계	숨바

_____　　_____

_____　　_____

_____　　_____

같은 글자 찾기

날짜: 　년　월　일　요일　　**이름:**

주어진 글자와 같은 글자를 찾아 보세요. (3개)

닮

덝	닿	닭	둙	덣	딁
돍	닮	닾	딁	돍	덣
닾	닿	덝	닮	닿	닭
덣	닭	둙	돍	딁	닾
딁	돍	덣	덝	닭	둙
닭	둙	덝	닾	닮	닿

26 반의어 연결하기

날짜: 　　년　월　일　요일　　이름:

반대말끼리 짝지어 연결해 보세요.

이익 •　　　　　　　　　• 전쟁

안전 •　　　　　　　　　• 구속

웃음 •　　　　　　　　　• 손해

평화 •　　　　　　　　　• 눈물

자유 •　　　　　　　　　• 위험

27 다른 낱말 찾기

날짜: 년   월   일   요일   이름:

다른 보기와 관련이 없는 낱말을 찾아주세요.

1. ①미술실   ②화장실   ③교무실   ④취조실   ⑤불확실

2. ①이음새   ②파랑새   ③종달새   ④원앙새   ⑤소쩍새

3. ①아욱국   ②우체국   ③미역국   ④사골국   ⑤된장국

4. ①레몬   ②주스   ③망고   ④멜론   ⑤키위

5. ①돌잔치   ②환갑잔치   ③잔치국수   ④결혼식   ⑤칠순잔치

28 같은 종류 고르기

날짜: 년   월   일   요일   이름:

전기를 사용하는 전자제품을 모두 고르세요. (10개)

냉장고	빗자루	전자레인지	옷걸이	냄비
프라이팬	헤어드라이어	연필깎이	선풍기	비누
행주	세탁기	부채	우산	핸드폰
건조기	숟가락	컵	에어컨	소파
그릇	텔레비전	샴푸	슬리퍼	컴퓨터

29 난센스 수수께끼

날짜: 년   월   일   요일   이름:

재밌는 수수께끼를 풀어 보세요.

1. 중학생과 고등학생들이 타는 차는?
(초성힌트: ㅈㄱㅊ)

2. 사과가 웃으면? (초성힌트: ㅍㅅㄱ)

3. 공기만 먹어도 살이 찌는 것은?
(초성힌트: ㅍㅅ)

4. 급하게 만드는 떡은?
(초성힌트: ㅎㄹㅂ떡)

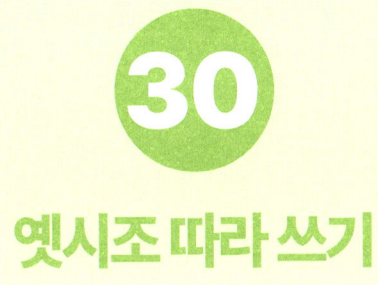

옛시조 따라 쓰기

날짜: 년 월 일 요일   이름:

옛시조를 소리내어 읽으면서 따라 써보세요.

제목: 이 몸이 죽고 죽어   지은이: 정몽주

이		몸	이		죽	고	죽	어
일	백		번		고	쳐	죽	어
백	골	이		진	토	되	어	
넋	이	라	도		있	고	없	고
임		향	한					
일	편	단	심	이	야			
가	실		줄	이		있	으	라

31

공통으로 들어갈 글자 찾기

날짜: 년 월 일 요일　**이름:**

빈 곳에 공통으로 들어갈 글자를 적어 주세요.

조	경○사
	○약돌
	국민체○

○	○태기
	인○주
	○계탕

	중절○
	권○술수
	○자이크

	첫○랑
	○이다
	솜○탕

32

세 글자 단어 끝말잇기

날짜: 년 월 일 요일 이름:

끝말잇기에서 빠진 낱말을 넣어 보세요.

서울시		치료비
컴퓨터		널뛰기
깨소금		달구지
허깨비		구렁이

33

가로세로 낱말 찾기

날짜: 년   월   일   요일   이름:

[보기]의 글자를 넣어 낱말 퍼즐을 완성하세요.

보기

자 가 도 로

	화	자	찬	
개			송	
장		한		위
		반		
	좀		둑	

34

자음·모음 조합해서 단어 만들기

날짜: 년 월 일 요일   이름:

분리된 자음, 모음을 조합해서 단어를 만들어 보세요. (힌트: 과일 이름)

| ㅂ, ㅜ, ㅅ, ㄱ, ㅏ | |

| ㄹ, ㄱ, ㄸ, ㅣ, ㅏ | |

| ㅁ, ㄹ, ㄹ, ㅔ, ㄴ, ㅗ | |

| ㄱ, ㅅ, ㅇ, ㅜ, ㅏ, ㅂ, ㅗ, ㅇ | |

35
다섯 고개 단어 맞히기

날짜: 년   월   일   요일   이름:

다음 설명에 맞는 정답을 적어 보세요.

1. 우리나라의 전통 명절이에요.

2. 공휴일은 아닙니다.

3. 달을 보며 한 해의 건강과 소원을 빕니다.

4. "내 더위 사가라."라고 외쳐요.

5. 음력으로 1월 15일입니다.

정답: _____

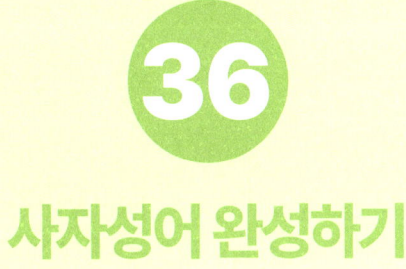

사자성어 완성하기

날짜: 　년　월　일　요일　　이름:

[보기]에서 글자를 찾아 사자성어를 완성하세요.

보기

죽 급 초 불 마 보 결 유 은 고 과 우

① 은혜를 갚기 위해 최선을 다해 노력하는 것

| 결 | | | |

② 지나친 것은 미치지 못한 것과 같다

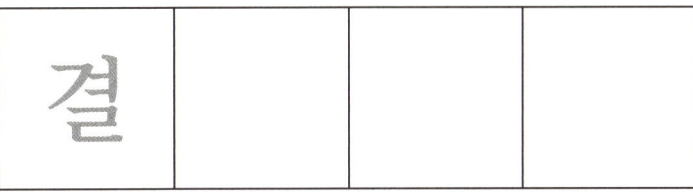

③ 어릴 때부터 같이 놀며 함께 자란 친구

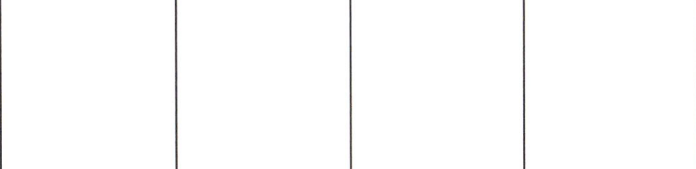

37
숨은 단어 찾기

날짜: 년 월 일 요일   이름:

가로, 세로로 숨겨진 단어 5개를 찾아보세요.
(힌트: 꽃 이름)

채	할	접	라	일	코
장	미	수	달	벚	스
진	황	백	시	꽃	모
어	매	합	아	철	초
튤	물	해	바	라	기
립	국	프	리	자	마

38

단어 연상해서 쓰기

날짜:　　　년　월　일　요일　　　이름:

[도움 글자]를 참고하여 주어진 초성에 맞는 단어를 적어 보세요.

| ㄱ | ㅈ |

도움 글자
가 거 각 겨 감 공 국 기
지 주 족 자 준 장 직 조

가족

_____　　_____

_____　　_____

_____　　_____

39

초성으로 단어 연상하기

날짜: 　　년　월　일　요일　　이름:

주어진 초성을 보고 제시된 주제와 관련한 단어를 연상해 보세요.

나라	
ㅁㄱ	미국
ㅍㄹㅅ	
ㄹㅅㅇ	
ㅂㅌㄴ	
ㅁㅅㅋ	
ㄷㅎㅁㄱ	

건강 정보 따라 쓰기

날짜: 년   월   일   요일   이름:

건강 정보를 읽으면서 따라 써 보세요.

◇ 여름철 건강 관리 ◇

1. 실내 냉방 온도는 26~28도로 유지하기

2. 아주 차가운 물보다는 미지근한 물이나 보리차 마시기

3. 음식은 날 것은 피하기

4. 야외 걷기는 아침, 저녁의 시원한 시간대에 하기

41 뒤섞인 글자 바로 쓰기

날짜:　　년　월　일　요일　　이름:

순서가 뒤섞인 글자를 바르게 써 주세요.

즈 마 네 요 → ☐ ☐ ☐ ☐

파 탄 스 키 → ☐ ☐ ☐ ☐

플 트 임 란 → ☐ ☐ ☐ ☐

보 월 대 름 정 → ☐ ☐ ☐ ☐ ☐

서 사 설 용 명 → ☐ ☐ ☐ ☐ ☐

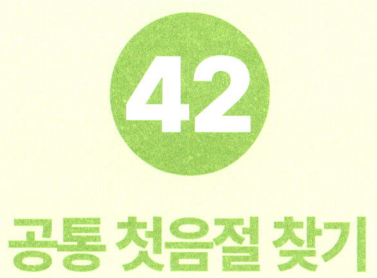

공통 첫음절 찾기

날짜: 년 월 일 요일   이름:

공통으로 들어갈 첫음절 글자를 적어 보세요.

	립
	서실
	극물

	고래
	다리
	연변이

	산화
	록금
	줄기

	루
	당쇠
	름모

43
속담 완성하기

날짜:　　　년　월　일　요일　　이름:

빈칸을 채워 속담을 완성하세요.

1. ☐☐ 으로 바위치기

2. 빛 좋은 ☐☐☐

3. 같은 값이면 ☐☐☐☐

4. ☐☐ 삼키고 쓰면 ☐ 는다

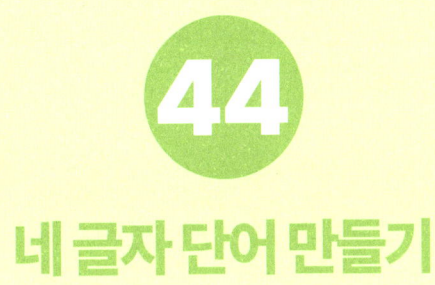

네 글자 단어 만들기

날짜:　　　년　월　일　요일　　이름:

주어진 글자를 조합하여 네 글자 단어를 만들어 보세요.

사물	조조	제비	벼룩
동사	뽑기	징어	할인
시장	무소	놀이	갑오

_____　　_____

_____　　_____

_____　　_____

같은 글자 찾기

날짜: 　　년　월　일　요일　　이름:

주어진 글자와 같은 글자를 찾아 보세요. (3개)

많

맑	몲	맞	먹	덚	맗
맒	만	몷	많	맞	맗
몷	덚	맑	몲	먹	맒
만	몷	많	먹	만	덚
먹	맞	맒	몲	많	맑
맑	많	맗	만	맒	맞

46

반의어 연결하기

날짜:　　　년　월　일　요일　　이름:

반대말끼리 짝지어 연결해 보세요.

젊다 •	• 뜨겁다
새롭다 •	• 내리다
열다 •	• 닫다
오르다 •	• 낡다
차갑다 •	• 늙다

47

다른 낱말 찾기

날짜:　　　년　월　일　요일　　이름:

다른 보기와 관련이 없는 낱말을 찾아주세요.

1. ① 개똥벌레　② 날벌레　③ 헤벌레　④ 무당벌레　⑤ 딱정벌레

2. ① 간호사　② 요리사　③ 변호사　④ 회계사　⑤ 불국사

3. ① 사인펜　② 피터팬　③ 유성펜　④ 볼펜　⑤ 형광펜

4. ① 모종　② 숙종　③ 태종　④ 세종　⑤ 순종

5. ① 약수터　② 낚시터　③ 데이터　④ 궁궐터　⑤ 사냥터

48 같은 종류 고르기

날짜: 년   월   일   요일   이름:

색깔을 나타내는 말을 모두 고르세요. (12개)

남색	어색	빨간색	정색	초록색
진로탐색	보라색	아연실색	회색	수색
검은색	염색	파란색	자주색	착색
패색	청록색	사색	뇌경색	흰색
심근경색	노란색	퇴색	다홍색	옹색

49 난센스 수수께끼

날짜: 년   월   일   요일   이름:

재밌는 수수께끼를 풀어 보세요.

1. 잘못한 사람이 들어가는 문은?
(초성힌트: ㅂㅅㅁ)

2. 돈은 돈인데 결혼을 해야 생기는 돈은?
(초성힌트: ㅅㄷ)

3. 식당에서 자주 보이는 개는?
(초성힌트: ㅇㅆㅅㄱ)

4. 세상에서 가장 뜨거운 과일은?
(초성힌트: ㅊㄷㅂㅅㅇ)

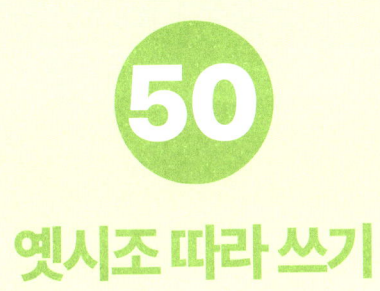

옛시조 따라 쓰기

날짜: 년 월 일 요일   이름:

옛시조를 소리내어 읽으면서 따라 써보세요.

제목: 청산리 벽계수야   지은이: 황진이

청	산	리		벽	계	수	야	
수	이	감	을		자	랑	마	라
일	도	창	해	하	면			
돌	아	오	기		어	려	우	니
명	월	이		만	공	산	하	니
쉬	어	간	들		어	떠	리	

51

공통으로 들어갈 글자 찾기

날짜: 년 월 일 요일   이름:

빈 곳에 공통으로 들어갈 글자를 적어 주세요.

금

| 소○쟁이 |
| 출입○지 |
| ○강산 |

| 비○금 |
| ○팔자 |
| 영○통화 |

| ○가제 |
| 당○금 |
| ○단산업 |

| 전○번호 |
| ○장실 |
| 탄수○물 |

52
세 글자 단어 끝말잇기

날짜: 년   월   일   요일   이름:

끝말잇기에서 빠진 낱말을 넣어 보세요.

휴지통 — ⬜ — 무인도

감칠맛 — ⬜ — 금붕어

노트북 — ⬜ — 국립대

불국사 — ⬜ — 귀걸이

가로세로 낱말 찾기

날짜: 년 월 일 요일   이름:

[보기]의 글자를 넣어 낱말 퍼즐을 완성하세요.

보기: 아 크 충 키 협

	이	스		림
빠			레	
		격	파	
	무		스	
	공			

자음·모음 조합해서 단어 만들기

날짜: 년 월 일 요일   이름:

분리된 자음, 모음을 조합해서 단어를 만들어 보세요. (힌트: 동물 이름)

| ㄹ, ㄱ, ㅋ, ㅜ, ㅇ, ㅐ, ㅓ | |

| ㄹ, ㅎ, ㅏ, ㅗ, ㅣ, ㅇ, ㅇ | |

| ㄷ, ㅜ, ㄱ, ㅗ, ㄹ, ㅅ, ㅣ | |

| ㅁ, ㄷ, ㅂ, ㅗ, ㅏ, ㅁ, ㅐ | |

55 다섯 고개 단어 맞히기

날짜: 년   월   일   요일   이름:

다음 설명에 맞는 정답을 적어 보세요.

1. 이것은 열매채소입니다.

2. 한국 요리에서 필수 재료예요.

3. 열매는 초록색인데, 익으면 빨개집니다.

4. 빻아서 매운 향신료로도 씁니다.

5. '작은 ○○가 맵다.'라는 속담이 있어요.

정답: _____

56 사자성어 완성하기

날짜: 년   월   일   요일   이름:

[보기]에서 글자를 찾아 사자성어를 완성하세요.

보기

괄 부 명 상 난 리 고 장 표 대 동 목

① 손바닥 하나로는 소리를 낼 수 없다

| 고 | | | |

② 겉과 속이 다르거나 언행이 일치하지 않음

| | | | |

③ 학식이나 재주가 눈을 비비고 다시 볼 만큼 발전함

| | | | |

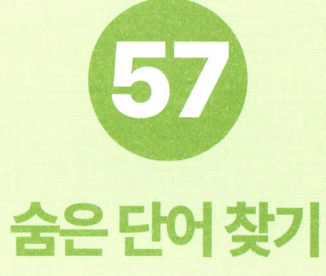

숨은 단어 찾기

날짜: 년   월   일   요일   이름:

가로, 세로로 숨겨진 단어 5개를 찾아보세요.
(힌트: 새 이름)

타	참	새	백	오	숙
왜	앵	조	공	타	주
가	무	딱	까	매	비
구	새	따	치	작	둘
까	마	귀	금	화	기
카	나	로	십	자	색

58 단어 연상해서 쓰기

날짜: 년 월 일 요일   이름:

[도움 글자]를 참고하여 주어진 초성에 맞는 단어를 적어 보세요.

| ㅁ | ㅂ |

도움 글자
마 모 무 매 민 명 말 문
부 법 방 벌 비 복 박 병

무병

_____   _____

_____   _____

_____   _____

59
초성으로 단어 연상하기

날짜: 년 월 일 요일   이름:

주어진 초성을 보고 제시된 주제와 관련한 단어를 연상해 보세요.

타는 것	
ㅈㄷㅊ	자동차
ㄱㅊ	
ㅂㅅ	
ㅈㅈㄱ	
ㅂㅎㄱ	
ㅇㅌㅂㅇ	

건강 정보 따라 쓰기

날짜:　　년　월　일　요일　　이름:

건강 정보를 읽으면서 따라 써 보세요.

◇ 가을철 건강 관리 ◇

1. 독감 예방 주사 맞기

2. 가습기를 사용하거나 젖은 수건을 걸어 적정 습도 유지하기

3. 일교차가 커지므로 외출 시엔 가벼운 겉옷 챙기기

4. 단백질이 풍부한 음식을 먹고 제철 과일과 채소를 충분히 섭취하기

61

뒤섞인 글자 바로 쓰기

날짜: 년   월   일   요일   이름:

순서가 뒤섞인 글자를 바르게 써 주세요.

터 고 센 객 → ☐ ☐ ☐ ☐

사 가 리 불 → ☐ ☐ ☐ ☐

스 칭 레 트 → ☐ ☐ ☐ ☐

아 노 메 카 리 → ☐ ☐ ☐ ☐ ☐

혼 기 일 결 념 → ☐ ☐ ☐ ☐ ☐

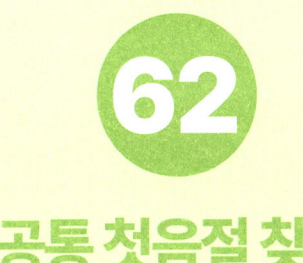

공통 첫음절 찾기

날짜: 년 월 일 요일   이름:

공통으로 들어갈 첫음절 글자를 적어 보세요.

	두피
	우절
	년필

	구멍
	격자
	욕탕

	지개
	관심
	궁화

	카
	약돌
	개찜

63

속담 완성하기

날짜:　　　년　월　일　요일　　이름:

빈칸을 채워 속담을 완성하세요.

1. ☐☐ 밑이 어둡다

2. 마른 하늘에 ☐☐☐이다

3. 믿는 ☐☐에 ☐☐ 찍힌다

4. ☐☐☐도 나무에서 떨어진다

64

네 글자 단어 만들기

날짜: 년 월 일 요일   이름:

주어진 글자를 조합하여 네 글자 단어를 만들어 보세요.

콥터	강아	술래	여왕
시아	훈민	아카	정음
헬리	강강	선덕	지풀

65 같은 글자 찾기

날짜: 년   월   일   요일   이름:

주어진 글자와 같은 글자를 찾아 보세요. (3개)

밝

밠	밟	붉	밝	박	벍
벍	발	밠	붉	밟	벓
벓	밝	붉	발	밟	붉
박	밟	벓	밠	벍	발
벓	밟	붉	박	밟	붉
밟	벍	밠	붉	밝	밟

66 반의어 연결하기

날짜: 년   월   일   요일   이름:

반대말끼리 짝지어 연결해 보세요.

길다 •   • 어둡다

밝다 •   • 짧다

빠르다 •   • 약하다

이기다 •   • 지다

강하다 •   • 느리다

67

다른 낱말 찾기

날짜: 년   월   일   요일   이름:

다른 보기와 관련이 없는 낱말을 찾아주세요.

1. ① 파란색   ② 노란색   ③ 지방색   ④ 국방색   ⑤ 주황색

2. ① 마산   ② 부산   ③ 등산   ④ 울산   ⑤ 익산

3. ① 전기밥솥   ② 오븐   ③ 세븐   ④ 전자레인지   ⑤ 에어 프라이어

4. ① 남   ② 북   ③ 징   ④ 장구   ⑤ 꽹과리

5. ① 안심   ② 방심   ③ 등심   ④ 목심   ⑤ 갈비

68 같은 종류 고르기

날짜: 년 월 일 요일   이름:

다리가 두 개인 동물을 모두 고르세요. (10개)

강아지	병아리	기린	멧돼지	꿩
뱀	고양이	참새	코뿔소	까치
고슴도치	오리	금붕어	타조	지렁이
펭귄	호랑이	독수리	황소	악어
미꾸라지	기러기	토끼	얼룩말	까마귀

69 난센스 수수께끼

날짜: 년   월   일   요일   이름:

재밌는 수수께끼를 풀어 보세요.

1. 맞을수록 오래 사는 것은?
(초성힌트: ㅍㅇ)

2. 스님이 입원한 방의 이름은?
(초성힌트: ㅈㅎㅈㅅ)

3. 횡단보도 앞에서 추는 춤은?
(초성힌트: ㅇㅅㅁㅊ)

4. 이상한 사람들이 가는 곳은?
(초성힌트: ㅊㄱ)

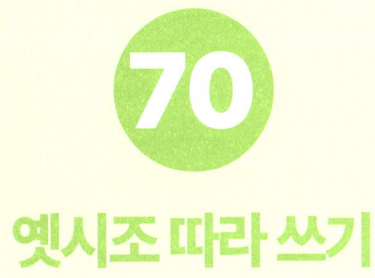

옛시조 따라 쓰기

날짜:　　　년　월　일　요일　　이름:

옛시조를 소리내어 읽으면서 따라 써보세요.

제목: 이런들 어떠하리　　지은이: 이방원

이	런	들		어	떠	하	며
저	런	들		어	떠	하	리
만	수	산		드	렁	칡	이
얽	어	진	들		어	떠	하	리
우	리	도		이	같	이	
얽	어	져		백		년	까	지
누	리	리	라				

71

공통으로 들어갈 글자 찾기

날짜: 년 월 일 요일   이름:

빈 곳에 공통으로 들어갈 글자를 적어 주세요.

다	○슬기
	○리미
	○사○난

○	설○지
	남대○
	○방구

○	블랙○스
	애호○
	개봉○두

○	감○초
	이○수술
	구내○당

72

세 글자 단어 끝말잇기

날짜: 년   월   일   요일   이름:

끝말잇기에서 빠진 낱말을 넣어 보세요.

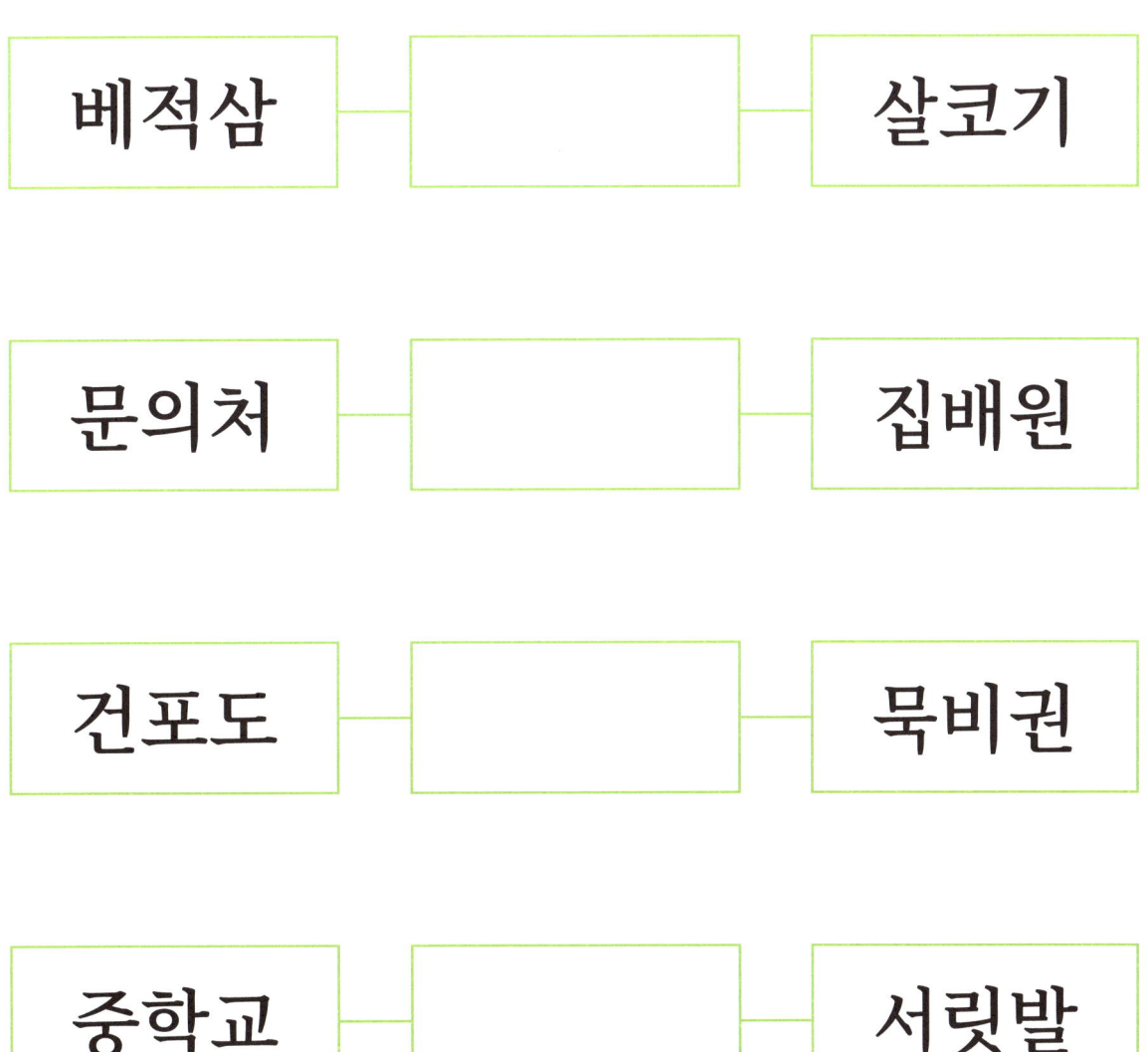

73

가로세로 낱말 찾기

날짜:　　　년　월　일　요일　　이름:

[보기]의 글자를 넣어 낱말 퍼즐을 완성하세요.

보기: 일 월 기 정 도

	취		장	
석		요		
이		일		
조			차	
	일		표	

74

자음 · 모음 조합해서 단어 만들기

날짜: 년   월   일   요일   이름:

분리된 자음, 모음을 조합해서 단어를 만들어 보세요. (힌트: 음식 이름)

| ㅂ, ㅂ, ㄱ, ㅏ, ㅣ, ㅁ | |

| ㄹ, ㄴ, ㅁ, ㅏ, ㅕ | |

| ㅇ, ㅃ, ㅗ, ㅉ, ㅁ, ㅏ | |

| ㅂ, ㄲ, ㄸ, ㅣ, ㅓ ㄱ, ㅗ, ㅇ | |

75 다섯 고개 단어 맞히기

날짜:　　년　월　일　요일　　이름:

다음 설명에 맞는 정답을 적어 보세요.

1. 조선 시대 사람입니다.

2. 시, 글씨, 그림에 매우 뛰어났어요.

3. 유능한 여성 예술가였어요.

4. 아들이 율곡 이이입니다.

5. 5만 원권 지폐의 인물입니다.

정답: _____

76 사자성어 완성하기

날짜:　　　년　월　일　요일　　이름:

[보기]에서 글자를 찾아 사자성어를 완성하세요.

보기
산 무 타 구 ~~전~~ 화 유 석 위 복 언 지

① 재앙이 오히려 복이 되어 돌아온다

| 전 | | | |

② 입이 있어도 말할 수 없다

| | | | |

③ 다른 사람의 실수나 실패를 교훈 삼아 자신을 발전하는 것

| | | | |

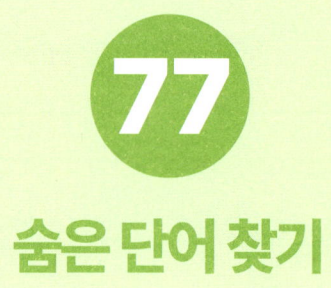

숨은 단어 찾기

날짜:　　　년　월　일　요일　　이름:

가로, 세로로 숨겨진 단어 6개를 찾아보세요.
(힌트: 우리나라 6대 광역시)

홍	서	제	대	림	자
부	산	창	구	충	군
목	강	포	동	인	주
안	광	주	릉	천	곡
대	춘	여	경	수	속
전	기	초	울	산	청

78 단어 연상해서 쓰기

날짜: 년 월 일 요일   이름:

[도움 글자]를 참고하여 주어진 초성에 맞는 단어를 적어 보세요.

| ㅁ | ㅅ |

도움 글자
만 망 명 목 미 무 모 말
사 세 신 성 수 소 술 살

미소

79
초성으로 단어 연상하기

날짜: 년   월   일   요일   이름:

주어진 초성을 보고 제시된 주제와 관련한 단어를 연상해 보세요.

신는 것	
ㅇㄷㅎ	운동화
ㅈㅎ	
ㅇㅁ	
ㅂㅅ	
ㄷㅅ	
ㅅㄹㅍ	

건강 정보 따라 쓰기

날짜:　　　년　월　일　요일　　이름:

건강 정보를 읽으면서 따라 써 보세요.

◇ 겨울철 건강 관리 ◇

1. 체온이 떨어지지 않도록 난방에 신경 쓰기

2. 미끄럼 방지 신발, 지팡이 등을 챙기고 천천히 걷기

3. 피부에 보습크림을 충분히 바르기

4. 무리한 야외 운동보다는 실내에서 스트레칭과 기본 체조 하기

81
뒤섞인 글자 바로 쓰기

날짜: 년   월   일   요일   이름:

순서가 뒤섞인 글자를 바르게 써 주세요.

데 업 트 이 →

속 고 로 도 →

부 림 두 조 →

기 기 식 척 세 →

스 크 스 마 리 →

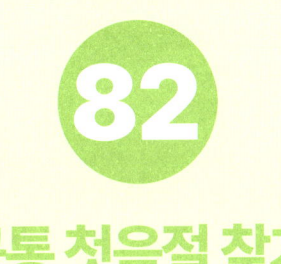

공통 첫음절 찾기

날짜: 년 월 일 요일   이름:

공통으로 들어갈 첫음절 글자를 적어 보세요.

	춤
	출구
	의실

	깨비
	리춤
	리케인

	이점
	단기
	돌박이

	궁이
	가씨
	들내미

83

속담 완성하기

날짜: 　년　월　일　요일　　이름:

빈칸을 채워 속담을 완성하세요.

1. 울며 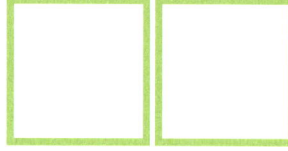 먹기

2. 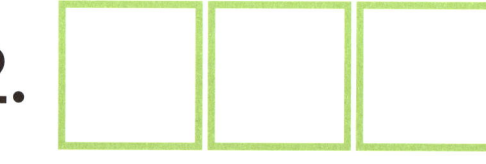 찔러 절 받기

3. 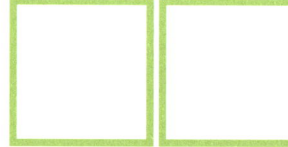 날자 배 떨어진다

4.  많은 나무에  잘 날 없다

84
네 글자 단어 만들기

날짜: 년   월   일   요일   이름:

주어진 글자를 조합하여 네 글자 단어를 만들어 보세요.

도치	줄다	탄수	사탕
니카	미끄	고슴	럼틀
화물	박하	리기	하모

_____   _____

_____   _____

_____   _____

같은 글자 찾기

날짜: 년 월 일 요일   이름:

주어진 글자와 같은 글자를 찾아 보세요.(3개)

| 삶 |

삵	섦	삼	삿	삻	슴
슴	삻	살	삵	삶	섦
섦	삶	섦	삼	살	슴
슴	삿	삻	섦	삵	섦
살	삼	삶	슴	슴	삿
슴	삵	삿	삻	섦	삼

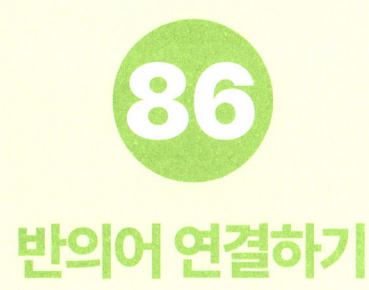

반의어 연결하기

날짜: 년 월 일 요일   이름:

반대말끼리 짝지어 연결해 보세요.

오다 •   • 무디다

늘다 •   • 줄다

날카롭다 •   • 흐리다

건조하다 •   • 가다

선명하다 •   • 습하다

87
다른 낱말 찾기

날짜: 년   월   일   요일   이름:

다른 보기와 관련이 없는 낱말을 찾아주세요.

1. ① 영화표   ② 열차표   ③ 번호표   ④ 천사표   ⑤ 수험표

2. ① 화성   ② 수성   ③ 목성   ④ 금성   ⑤ 실성

3. ① 수영모   ② 학사모   ③ 시부모   ④ 팔각모   ⑤ 등산모

4. ① 경기도   ② 충청도   ③ 경상도   ④ 홍범도   ⑤ 전라도

5. ① 빈말   ② 혼잣말   ③ 얼룩말   ④ 거짓말   ⑤ 귓속말

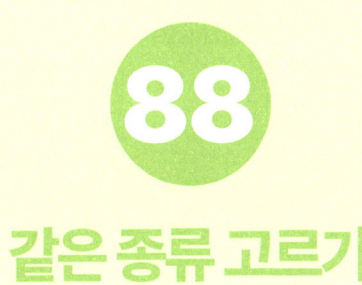

같은 종류 고르기

날짜: 년 월 일 요일   이름:

스포츠 경기를 모두 고르세요. (12개)

골프	독서	야구	요리	스트레칭
미용	농구	산책	테니스	쇼핑
권투	뜨개질	핸드볼	낮잠	수영
배드민턴	연주	양궁	탁구	음악감상
노래	축구	사진찍기	마라톤	십자수

89 난센스 수수께끼

날짜: 년   월   일   요일   이름:

재밌는 수수께끼를 풀어 보세요.

1. 계절에 상관없이 늘 피는 꽃은?
(초성힌트: ㅇㅇㄲ)

2. 깨가 죽으면? (초성힌트: ㅈㄱㄲ)

3. 꿩도 먹고 알도 먹는 사람은?
(초성힌트: ㄲㅈㅇ)

4. 공부해서 남 주는 사람은?
(초성힌트: ㅅㅅㄴ)

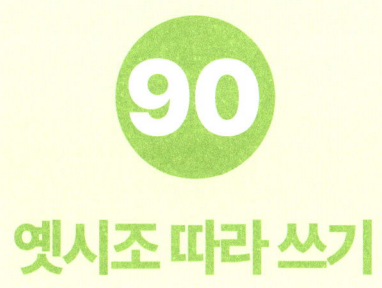

옛시조 따라 쓰기

날짜: 년   월   일   요일   이름:

옛시조를 소리내어 읽으면서 따라 써보세요.

제목: 어버이 살아실제   지은이: 정철

어	버	이		살	아	실	제	
섬	기	기	를		다	하	여	라
지	나	간		후	면			
애	닯	다		어	이	하	리	
평	생	에		고	쳐		못	할
일	이							
이	뿐	인	가		하	노	라	

91

공통으로 들어갈 글자 찾기

날짜: 년   월   일   요일   이름:

빈 곳에 공통으로 들어갈 글자를 적어 주세요.

우
| 만○절 |
| 카○보이 |
| ○루과이 |

| 와○파○ |
| ○삿짐 |
| ○탈리아 |

| 식중○ |
| ○서실 |
| ○립운동 |

| 쌍안○ |
| 구○꾼 |
| ○복궁 |

92
세 글자 단어 끝말잇기

날짜: 년   월   일   요일   이름:

끝말잇기에서 빠진 낱말을 넣어 보세요.

응급실 ─ ☐ ─ 화요일

간이역 ─ ☐ ─ 살구꽃

음력설 ─ ☐ ─ 지평선

화장품 ─ ☐ ─ 이발소

93 가로세로 낱말 찾기

날짜: 년   월   일   요일   이름:

[보기]의 글자를 넣어 낱말 퍼즐을 완성하세요.

보기: 광 대 여 구 투

관				
	개	토		왕
객			동	
		구	단	
		름	결	

94

자음·모음 조합해서 단어 만들기

날짜: 년   월   일   요일   이름:

분리된 자음, 모음을 조합해서 단어를 만들어 보세요. (힌트: 꽃 이름)

| ㅂ, ㅊ, ㄲ, ㅓ, ㅗ, ㅈ | |

| ㄷ, ㅇ, ㄱ, ㅗ, ㅐ, ㅂ | |

| ㅇ, ㅈ, ㅏ, ㅣ, ㅁ | |

| ㄹ, ㄹ, ㅌ, ㅣ, ㅠ, ㅂ | |

95
다섯 고개 단어 맞히기

날짜: 년   월   일   요일   이름:

다음 설명에 맞는 정답을 적어 보세요.

1. 필수적인 영양소예요.

2. 섭취해서 보충해야 합니다.

3. 알파벳 A, B, C 등의 표시가 붙어요.

4. 식사와 함께 섭취하는 것이 좋아요.

5. 귤에는 ○○○C가 풍부해요.

정답: _____

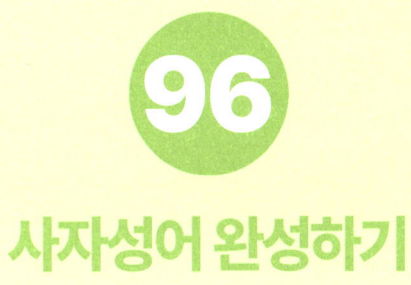

사자성어 완성하기

날짜: 년 월 일 요일   이름:

[보기]에서 글자를 찾아 사자성어를 완성하세요.

보기

동 파 출 지 청 뇌 세 람 어 부 죽 화

① 제자가 스승보다 뛰어나다

| 청 | | | |

② 대나무를 쪼개듯 막힘 없이 나아가는 모습

| | | | |

③ 자기 생각 없이 남의 의견에 따라 덩달아 움직임

| | | | |

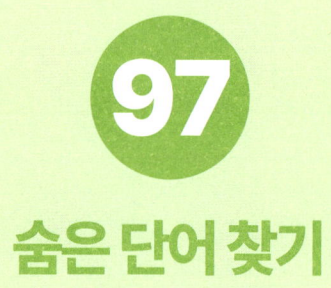

숨은 단어 찾기

날짜:　　　년　월　일　요일　　이름:

가로, 세로로 숨겨진 단어 5개를 찾아보세요.
(힌트: 욕실 용품)

비	욕	션	거	약	클
누	슬	린	면	칫	품
치	수	건	데	솔	퍼
세	고	바	디	도	정
린	샴	상	샤	워	기
조	푸	면	로	대	화

98 단어 연상해서 쓰기

날짜: 년 월 일 요일   이름:

[도움 글자]를 참고하여 주어진 초성에 맞는 단어를 적어 보세요.

| ㅎ | ㅇ |

도움 글자
하 한 학 행 화 후 허 호
인 원 운 의 영 우 위 음

행운

99

초성으로 단어 연상하기

날짜:　　　년　월　일　요일　　이름:

주어진 초성을 보고 제시된 주제와 관련한 단어를 연상해 보세요.

가족 관계	
ㅎㅇㅂㅈ	할아버지
ㅅㅊ	
ㅈㅋ	
ㄱㅁ	
ㅇㅋ	
ㅅㄴㅇ	

100 건강 정보 따라 쓰기

날짜:　　년　월　일　요일　　이름:

건강 정보를 읽으면서 따라 써 보세요.

◇ 낙상 사고 예방 ◇

1. 욕실, 화장실에 갈 때 낙상 사고 조심하기

2. 집 안의 문턱, 카펫, 러그 등에 발이 걸리지 않게 주의하기

3. 밤에 화장실에 갈 때 어둡지 않도록 조명등 설치하기

4. 발에 잘 맞고 편안한 신발 착용하기

정답 1~20번

1	하모니카, 비빔냉면, 헬리콥터, 다이아몬드, 진공청소기		11	㉠자 ㉡수 ㉢성 ㉣가
2	㉠갈 ㉡검 ㉢고 ㉣국		12	㉠지하실 ㉡개나리 ㉢고무신 ㉣추어탕
3	①꼬리 ②고추 ③감천 ④외양간		13	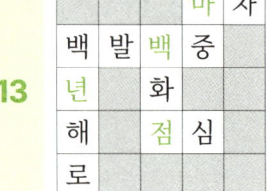
4	게르마늄, 신토불이, 미풍양속, 인사불성, 말괄량이, 보릿고개		14	①중국 ②독일 ③베트남 ④프랑스
5	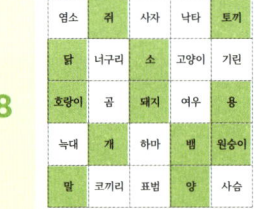		15	에어컨
6	시작↔끝, 진실↔거짓, 행복↔불행, 승리↔패배, 왼쪽↔오른쪽		16	①각골난망 ②온고지신 ③일거양득
7	1.④ 2.③ 3.⑤ 4.② 5.①		17	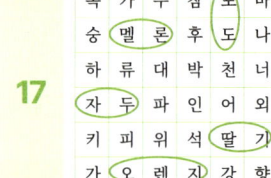
8			18	우산, 어사, 이사, 오산, 인쇄, 익산, 요소, 아산, 익사, 인사 등
9	1.오이무침 2.백조 3.은행나무 4.죽염		19	파랑, 보라, 노랑, 주황(홍), 연두

정답 21~40번

21 생삼겹살, 호루라기, 뉴질랜드, 재활용봉투, 장수풍뎅이

22 ㉠낙 ㉡노 ㉢단 ㉣답

23 ①발, 천리 ②바늘, 소도둑 ③지렁이 ④굴뚝, 연기

24 처가살이, 고무장갑, 정년퇴직, 괘종시계, 숨바꼭질, 모범택시

25

덝	닳	닭	둙	덩	덦
돍	**닭**	닪	딖	돍	덯
닶	닳	덝	**닭**	닭	닶
덯	닭	둙	돍	덝	닶
덝	돍	덯	덝	닳	둙
닭	둙	덝	닶	**닭**	닳

26 이익↔손해, 안전↔위험, 웃음↔눈물, 평화↔전쟁, 자유↔구속

27 1. ⑤ 2. ① 3. ② 4. ② 5. ③

28
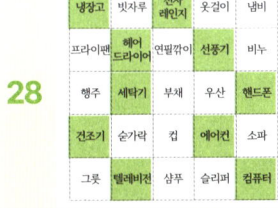

29 1. 중고차 2. 풋사과 3. 풍선 4. 헐레벌떡

31 ㉠조 ㉡삼 ㉢모 ㉣사

32 ㉠시금치 ㉡터미널 ㉢금메달 ㉣비상구

33

자	화	자	찬	
개		송		
장		한	가	위
		반		로
	좀	도	둑	

34 ①수박 ②딸기 ③멜론 ④복숭아

35 정월 대보름

36 ①결초보은 ②과유불급 ③죽마고우

37

채	할	접	라	일	코
장	미	수	달	벚	스
진	황	백	시	꽃	모
어	매	합	아	철	초
튤	물	해	바	라	기
립	국	프	리	자	마

38 가지, 거주, 겨자, 공장, 기지, 각자, 감주, 국장, 가족, 기준 등

39 프랑스, 러시아, 베트남, 멕시코, 대한민국

정답 41~60번

41	마요네즈, 파키스탄, 임플란트, 정월대보름, 사용설명서
42	㉠독 ㉡돌 ㉢등 ㉣마
43	①계란 ②개살구 ③다홍치마 ④달면, 뱉
44	조조할인, 벼룩시장, 사물놀이, 제비뽑기, 동사무소, 갑오징어
45	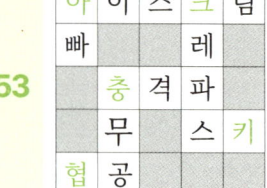
46	젊다↔늙다, 새롭다↔낡다, 열다↔닫다, 오르다↔내리다, 차갑다↔뜨겁다
47	1. ③ 2. ⑤ 3. ② 4. ① 5. ③
48	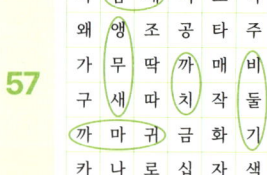
49	1. 반성문 2. 사돈 3. 이쑤시개 4. 천도복숭아
51	㉠금 ㉡상 ㉢첨 ㉣화
52	㉠통나무 ㉡맛소금 ㉢북엇국 ㉣사마귀
53	아이스크림 / 빠 레 / 충격파 / 무 스 키 / 협 공
54	①캥거루 ②호랑이 ③독수리 ④도마뱀
55	고추
56	①고장난명 ②표리부동 ③괄목상대
57	참새, 앵무새, 까치, 비둘기, 까마귀
58	마법, 마부, 무방, 매복, 민병, 명복, 말복, 문병, 문법, 민법 등
59	기차, 버스, 자전거, 비행기, 오토바이

정답 61~80번

61	고객센터, 불가사리, 스트레칭, 아메리카노, 결혼기념일
62	㉠만 ㉡목 ㉢무 ㉣조
63	①등잔 ②날벼락 ③도끼, 발등 ④원숭이
64	강강술래, 헬리콥터, 강아지풀, 훈민정음, 선덕여왕, 아카시아
65	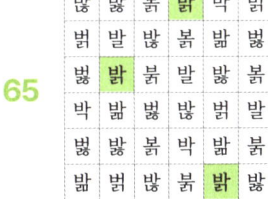
66	길다↔짧다, 밝다↔어둡다, 빠르다↔느리다, 이기다↔지다, 강하다↔약하다
67	1. ③ 2. ③ 3. ③ 4. ① 5. ②
68	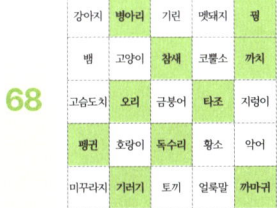
69	1. 팽이 2. 중환자실 3. 우선멈춤 4. 치과

71	㉠다 ㉡문 ㉢박 ㉣식
72	㉠삼겹살 ㉡처갓집 ㉢도루묵 ㉣교과서
73	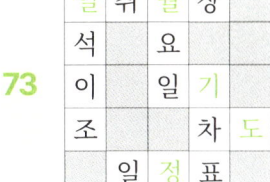
74	①김밥 ②라면 ③짬뽕 ④떡볶이
75	신사임당
76	①전화위복 ②유구무언 ③타산지석
77	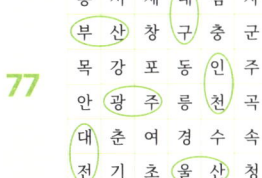
78	만세, 망신, 목성, 미소, 모사, 명성, 말살, 미신, 무술, 말세 등
79	장화, 양말, 버선, 덧신, 슬리퍼

정답 81~100번

81	업데이트, 고속도로, 두부조림, 식기세척기, 크리스마스
82	㉠탈 ㉡허 ㉢차 ㉣아
83	①겨자 ②옆구리 ③까마귀 ④가지, 바람
84	미끄럼틀, 고슴도치, 탄수화물, 박하사탕, 하모니카, 줄다리기
85	(살, 삵, 삶 강조된 표)
86	오다↔가다, 늘다↔줄다, 날카롭다↔무디다, 건조하다↔습하다, 선명하다↔흐리다
87	1.④ 2.⑤ 3.③ 4.④ 5.③
88	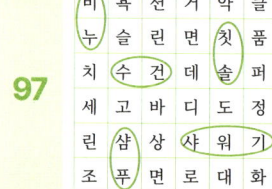
89	1. 웃음꽃 2. 주근깨 3. 꿩 주인 4. 선생님
91	㉠우 ㉡이 ㉢독 ㉣경
92	㉠실내화 ㉡역마살 ㉢설거지(설문지) ㉣품앗이
93	관 / 여 / 광 개 토 대 왕 / 객 / 동 / 구 구 단 / 름 / 결 투
94	①벚꽃 ②동백 ③장미 ④튤립
95	비타민
96	①청출어람 ②파죽지세 ③부화뇌동
97	(비누, 치수, 수건, 칫솔, 샴푸, 샤워기 표)
98	하의, 하원, 학원, 한우, 행운, 행위, 후원, 허위, 호위, 화의 등
99	삼촌, 조카, 고모, 올케, 시누이

백 세까지 건강한 뇌, 백 문제로 치매 예방

100세 100문 언어 강화 두뇌 훈련

1판 1쇄 펴냄 2025년 12월 10일

지은이 WG Contents Group

펴낸곳 ㈜북핀
등록 제2021-000086호(2021. 11. 9)
주소 경기도 부천시 조마루로385번길 92
전화 032-240-6110 / **팩스** 02-6969-9737

ISBN 979-11-91443-46-2 13710
값 12,000원

이 책은 저작권법에 따라 보호받는 저작물이므로 무단전재와 무단복제를 금합니다.
파본이나 잘못 만들어진 책은 구입하신 서점에서 바꾸어 드립니다.
Copyright ⓒ 2025 by WG Contents Group
All rights reserved. No part of this publication may be reproduced, stored in a retrieval system, or transmitted in any form or by any means, without the prior written permission of the publishers.